AF461652

MÉMOIRE

POUR SERVIR AU TRAITEMENT D'UNE FIEVRE ÉPIDÉMIQUE,

Fait & imprimé par ordre du Gouvernement;

Par M. MARET, *Docteur en Médecine de l'Université de Montpellier, Aggrégé au College des Médecins de Dijon, Aggrégé honoraire du College royal de Médecine de Nancy, Censeur royal, Secretaire perpétuel de l'Académie des Sciences, Arts & Belles-Lettres de Dijon; des Académies de Besançon, Bordeaux, Caen, Clermont-Ferrand & Lyon.*

Indocti discant & ament meminisse periti.

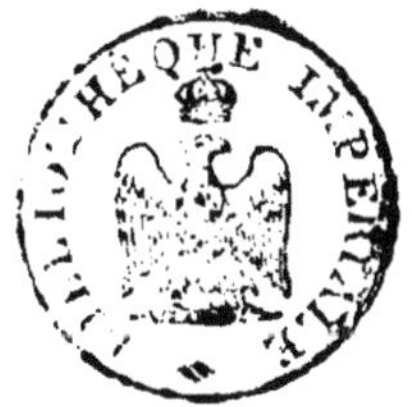

A DIJON,
De l'Imprimerie de L. N. FRANTIN, Imprimeur du Roi;
Et se vend A PARIS,
Chez DIDOT le jeune, quai des Augustins.

M. DCC. LXXV.

MÉMOIRE

POUR servir au traitement d'une Fievre épidémique.

CET Ouvrage n'eſt point deſtiné aux Médecins inſtruits & éclairés par l'expérience : mais il ne leur eſt pas poſſible de porter par-tout les ſecours de l'Art ; & les Habitans des Campagnes où regnent principalement les maladies épidémiques, ſont forcés de recourir dans leurs maux à des perſonnes qui ne peuvent avoir acquis ni les connoiſſances, ni l'expérience néceſſaires pour y remédier efficacement.

Un Miniſtre, que la bienfaiſance aſſiſe ſur le Trône, vient d'appeller au miniſtere des Finances, & qui depuis long-temps a été frappé de cette terrible vérité, a ſenti que le ſeul moyen de prévenir les épidémies, étoit d'éclairer ceux que la néceſſité des circonſtances obligeoit à donner des ſoins aux Habitans de la Campagne, & de leur mettre entre les mains des mémoires capables de guider les perſonnes les moins inſtruites dans le traitement des maladies épidémiques; & c'eſt dans cette intention que ce Mémoire-ci a été compoſé.

La fievre épidémique obſervée à Dijon en 1760 & 1761, dont l'Hiſtoire a été inſérée dans le premier volume des Mémoires de l'Accadémie de cette Ville, a paru à Monſieur Turgot avoir beaucoup de reſſemblance avec celles qui dévaſtent depuis long-temps pluſieurs Provinces. Il a penſé qu'un précis de cet Ouvrage pourroit rendre plus ſûr le traitement des maladies de cette eſpece, & c'eſt par ſes ordres que je le donne aujourd'hui.

La maladie qui en fait le ſujet, & que depuis 1761 j'ai eu nombre de fois occaſion d'obſerver, s'eſt reproduite très-ſouvent en des Pays très-éloignés les uns des autres (*a*), & reparoîtra probablement encore. J'eſpere que, ſi l'on eſt dans le cas de la combattre, le travail que j'ai fait remplira les vues patriotiques de Monſieur Turgot; mais il eſt à préſumer que ſon utilité ne ſe bornera pas à faciliter le traitement de cette maladie ſeule.

Toutes celles qui regnent épidémiquement, ne ſe reſſemblent point, & il en eſt dont le caractere eſt ſi oppoſé, qu'elles exigent un traitement abſolument différent. Leurs genres ne ſont cependant pas auſſi multipliés, qu'on paroît porté à le croire, & ceux qui penſeroient avoir toujours des épidémies nouvelles, ſe feroient illuſion, en prenant des eſpeces pour des genres.

Les maladies épidémiques ſont ou inflammatoires ou putrides; la combinaiſon de ces deux caracteres génériques, & l'intenſité du caractere dominant, diſtinguent les eſpeces. Mais la plupart

---

(*a*) Voy. Hoffman, tom. 2, ſect. 1, chap. 10, obſerv. 1, édit. de 1740.

Les maladies de Breſlaw, recueillies par Haller, édit. de 1746, p. 3.

Les épidémies d'Huxam, premier volume, édition de Londres, 1752.

Les Journaux de Médecine, *&c. &c.*

de celles qui regnent dans les Campagnes, appartiennent au second genre, & de même que celle dont je donne ici l'Histoire, reconnoissent, pour cause prochaine, une putridité des premieres voies à laquelle succede une putridité de la masse humorale plus ou moins exhaltée, suivant les circonstances & les dispositions des sujets (*b*). Ainsi l'Histoire de celle que j'ai observée, & l'exposition du traitement qui lui convient, pourront contribuer à rendre plus sûr & plus facile celui des épidémies putrides ; la mettre entre les mains du Public, c'est faire un pas vers le but que se propose l'humanité du Ministere.

Dans l'intention de donner sur cette maladie toutes les connoissances nécessaires, j'en ai fait l'Histoire la plus détaillée qu'il m'a été possible, en décrivant sa marche dans chacune des périodes qu'elle parcoure. J'ai écrit cette Histoire sur une colonne, & l'exposition du traitement, sur une autre colonne parallele ; par ce moyen, le traitement qui convient à chaque période, est rapproché des accidens qui le rendent nécessaire.

Des chiffres arabes placés à la tête des articles qui composent l'Histoire, & des chiffres romains mis devant chacun de ceux dont l'exposition du traitement est formée, sont rappellés dans le texte, toutes les fois qu'il faut faire sentir le rapport des accidens entre eux, & des remedes avec

---

(*b*) Voy. M. Pringle, maladies des Armées, tom. 2.
M. Stork, Ann. Med. 1 & 2.
M. Dehaen, Ration. Med. l. 3, 5 & 8.
M. Lieutaud, Synopsis Med. tom. 1.
M. Collin, Ann. Med. 3.
Huxam, ses fievres & ses épidémies.
M. Le Roi, Mêlange de Physique & de Médecine.

les accidens ; & pour ne pas embarraſſer la narration par des formules fort longues, je me ſuis contenté d'indiquer les remedes par des lettres capitales, & j'ai raſſemblé les formules à la ſuite du Mémoire.

Les diſpoſitions particulieres des malades, & les circonſtances dans leſquelles ils ſe trouvent, mettent beaucoup de variété dans les ſymptomes de la maladie, dans ſa marche & dans ſon iſſue ; il ſuit delà que les eſpeces en ſont preſqu'auſſi multipliées que les perſonnes qui en ſont attaquées. Quelques nombreuſes cependant qu'elles puiſſent être, elles tiennent toutes par un caractere eſſentiel à la maladie générique, & dans celle que j'ai obſervée & décrite, les eſpeces pouvoient être réduites à deux principales que j'ai déſignées ici ſous le nom de fievre pétéchiale, putride, nerveuſe, & de fievre catharrale putride. Si je leur donne ce nom, je ne prétends pas qu'on en tire aucune conſéquence ; je penſe avec Huxam (*c*) que rien n'eſt plus dangereux que la nomenclature des maladies, parce qu'il n'y en a aucune d'abſolument ſimple, à qui un nom doive convenir excluſivement, & que les préjugés qui réſultent de la dénomination d'une maladie, ſont ſouvent très-funeſtes. En nommant l'une pétéchiale, nerveuſe, & l'autre catharrale, je n'ai d'autre intention que de donner plus de clarté à ma narration, en écartant les périphraſes ; les principaux des ſymptomes de ces maladies m'ont décidé dans le choix des noms ſous leſquels je les préſente. Toute perſonne qui voudra faire uſage de ce Mémoire,

---

(*c*) Voy. dans les Epid. d'Huxam, prem. vol. page 51. La note *a*.

ne doit donc attacher aucune idée particuliere aux noms donnés aux especes de la maladie dont il présente l'histoire, & s'appliquer seulement à saisir le rapport de l'état du malade aux remedes qui lui conviennent. La plus légere attention suffira, du moins je le présume, pour faire appercevoir les circonstances dans lesquelles il faudra avoir recours aux moyens indiqués.

La crainte de multiplier les embarras de l'esprit, & de donner lieu à l'indécision, m'a engagé à n'entrer dans aucun détail sur les causes, & je me suis permis seulement de faire, à la tête de chaque période du traitement, un exposé succinct de l'état des humeurs & des solides pour en déduire, les indications à suivre, & rendre sensible le rapport des remedes à l'état du malade.

Une remarque importante à faire, est qu'on ne trouvera pas dans tous les malades la réunion de tous les accidens que j'ai décrits; il en est beaucoup, par exemple, qui n'ont ni l'une ni l'autre éruption; soit que la liberté de la transpiration, ou de quelqu'autre excrétion, ait favorisé l'évacuation successive de l'humeur qui devoit les former; soit que les humeurs n'aient pas été altérées au point de produire la premiere & de se dépurer par la seconde; soit enfin que les remedes aient agi assez efficacement pour prévenir l'une & ne pas rendre l'autre nécessaire. La douleur aux talons est encore un de ces accidens qu'on n'observe pas chez tous les malades. Si donc on ne les trouve pas tous rassemblés dans le même sujet, il ne faudra pas en conclure que la maladie n'est pas la même; mais faire attention que la nécessité de présenter tout ce qui peut arriver, m'a forcé à charger les portraits.

D'ailleurs, comme j'ai rappellé dans le cours de la narration du traitement, les articles de l'hiſtoire auxquels les conſeils que je donne ont rapport, il ſera facile de reconnoître ceux qui ſeront applicables à l'état des malades qu'on aura ſous les yeux.

Cette maladie eſt contagieuſe ; j'en ai eu des preuves trop multipliées, pour n'en avoir pas été convaincu ; mais ſa contagion doit être immédiate, & des précautions très-ſimples & très-faciles à prendre, ſuffiront, ſinon pour la rendre abſolument ſans effet, du moins pour en diminuer conſidérablement le danger. Je les indique à la fin du Mémoire, & je crois pouvoir en garantir l'efficacité.

PREMIERE SECTION.

FIEVRE PÉTÉCHIALE NERVEUSE.

PREMIERE PÉRIODE.

INVASION.

HISTOIRE.

1. DEUX ou trois jours avant que la maladie ſe ſoit déclarée, les malades éprouvent ordinairement:

Un mal-aiſe ſans cauſe apparente.

Un abattement conſidérable.

Du dégoût.

Des nauſées.

Des douleurs vagues.

2. A ces accidens ſuccedent de petits friſſons, avant-coureurs d'une fievre legere qui, dans quelques ſujets, a les premiers jours le caractere d'une fievre tierce, dans d'autres celui d'une fievre double tierce, mais

TRAITEMENT.

I. TOUT annonce ici un embarras des premieres voies, une gêne de la tranſpiration & une diſpoſition à l'engorgement de la tête.

Les indications que préſente cet état, ſont d'évacuer les premieres voies, d'atténuer les humeurs & de rétablir la tranſpiration.

II. On les remplira, en donnant promptement au malade un vomitif *A*, que l'on fera précéder d'une ſaignée du bras, ſi le malade eſt d'un tempérament ſanguin, ou ſi ſon pouls eſt plein.

HISTOIRE.

qui ne tarde pas à devenir continue.

3. La fievre continue est précédée d'un froid très-vif, accompagné de douleurs de bras & de jambes, mais principalement de reins & de tête ; celle-ci n'est qu'un sentiment de pesanteur très-incommode.

4. Les malades sont fatigués par une sensation douloureuse à la région de l'estomac, & par des nauzées fréquentes.

5. La chaleur qui succede au froid, augmente tous ces accidens.

6. La tête n'est pas absolument libre, & les malades sentent un embarras qui gêne les fonctions spirituelles.

7. Le visage pâle & tirant sur le violet dans le froid, prend un rouge vif dans le chaud.

8. Les yeux sont un peu rouges & vifs.

9. La langue seche & rougeâtre.

TRAITEMENT.

On le mettra au régime *B*, & à l'usage de la tisane *C*.

Ces remedes suffisent fort souvent pour arrêter les progrès du mal. Mais il est rare qu'on soit appellé assez à temps pour les employer.

III. Les indications sont encore les mêmes quand la fievre est décidée (2) ; mais le froid exige qu'on ajoute aux moyens indiqués (11).

IV. On donnera dans le froid le bol *D*, & l'on fera boire pardessus huit onces de l'infusion *E*.

V. On placera dans la rémission ou l'intermission de la fievre, le vomitif *A*, qui aura été précédé d'une saignée dans le fort de l'accès, si le malade est dans les circonstances désignées (11).

VI. Dans le cas où l'évacuation par le haut n'aura pas été suffisante, on réitérera le vomitif le

HISTOIRE.	*TRAITEMENT.*
10. La respiration libre & l'expectoration naturelle.	jour suivant; & si elle a été assez considérable, on placera le purgatif *F*.
11. Le ventre souple & point élevé.	VII. Ce purgatif sera réitéré le lendemain, si le premier n'a pas produit l'effet qu'on en attend, & seulement deux jours après, si les selles ont été fréquentes & copieuses.
12. Les déjections rares, mais de consistance naturelle.	La qualité des déjections peut engager à supprimer ce second purgatif, & il faudra bien se garder d'y avoir recours, si les selles sont seulement séreuses.
13. Les urines citronnées, sans nuage ni sédiment.	VIII. Dans ce cas-là, si les nausées subsistent, la langue n'étant pas très-seche, on substituera au second purgatif le vomitif *G*.
14. La peau est pour l'ordinaire chaude & seche; quelques malades l'ont cependant humide, & éprouvent des sueurs abondantes sur la fin ou dans la rémission des accès.	IX. La boisson du malade sera la tisane *H*, & on le mettra au régime *B*.
15. Les malades ne sont point altérés.	X. Tous les soirs, eu égard à l'état de la tête (6), on fera prendre au malade un bain de pieds *I*.
16. Le pouls excessivement serré dans le froid, ne se développe pas parfaitement dans le chaud; il reste petit, fréquent, irrégulier, & dans quelques malades, presque semblable au naturel, dont il ne differe que par l'irrégularité des pulsations.	

SECONDE PÉRIODE

OU ACCROISSEMENT.

AU moment où la fievre est caractérisée continue, commence la seconde période. A cette époque, tous les accidens augmentent successivement d'intensité.

HISTOIRE.

17. Les nausées,
les douleurs par le corps,
celles de la tête,
de l'estomac
& des reins,
se soutiennent & augmentent de vivacité.

18. Les idées se brouillent. Un bruissement d'oreilles survient.

19. Le visage est d'un rouge qui tire sur le brun.

20. Les yeux dont les vaisseaux de la conjonctive sont engorgés de sang, sont mouillés de larmes involontaires & peu abondantes. La paupiere supérieure se souleve avec peine.

21. La langue se desseche successivement de

TRAITEMENT.

XI. Les accidens de cette période montrent que la putridité a fait des progrès, que la masse humorale commence à y participer, & les indications à suivre varient, suivant le degré où la putridité est portée.

XII. Dans les premiers jours, ces indications sont les mêmes que celles de l'invasion (*I*), & l'on doit recourir aux mêmes moyens pour les remplir (*II* à *X*), surtout si l'on n'a pas mis à profit les premiers momens.

XIII. Mais à mesure que la sécheresse de la langue (21), des dents

plus en plus, se gerse superficiellement & brunit.

Dans quelques malades, elle est couverte d'un enduit jaunâtre disposé par bandes paralleles. Son milieu entre ces bandes est raboteux & rougeâtre, sa pointe est rouge & lisse.

Dans tous, elle tremblote quand on les engage à la tirer.

22. Les dents se couvrent d'une mucosité, qui, d'abord cendrée, brunit en se desséchant.

23. La respiration devient gênée, & quelquefois entrecoupée par de profonds soupirs.

24. Il n'y a point d'expectoration, & la salive est très-peu abondante.

25. Le ventre est peu libre, mais toujours souple & ordinairement point élevé.

26. Les urines sont peu abondantes, d'une couleur orangée plus ou moins foncée, avec un nuage suspendu.

(22), & de la peau (27), s'établit; que les urines prennent le caractere putride (26); l'état du malade indique d'autres secours.

On ne peut plus compter sur des évacuations avantageuses; on doit travailler à favoriser le relâchement, à prémunir les humeurs contre l'altération putride, dont les progrès se rendent de jour en jour plus sensibles.

XIV. Ainsi, lorsqu'on est appellé vers les malades, si les symptomes annoncent l'état d'irritation déjà avancé (21 à 72), il faut s'en tenir au régime *B*, associer à l'usage de la tisane *H*, celui de la tisane *L*, dont on fera boire une verrée de trois en trois heures.

XV. Cette tisane & de fréquens lavemens *M*, seront les seuls moyens que l'on emploiera pour entretenir la liberté du ventre, & entraîner par

HISTOIRE.

27. La peau est ſeche & d'une chaleur âcre.

28. Il n'y a point d'altération.

29. Le pouls peu fréquent, inégal, irrégulier dans ſes pulſations chez la plupart des malades, a, chez quelques-uns, beaucoup de fréquence, mais on y trouve toujours de l'inégalité & de l'irrégularité.

L'ordre de ſes pulſations varie quelquefois beaucoup dans le cours de la journée, & indique pluſieurs redoublemens. Mais c'eſt ordinairement à l'approche de la nuit, que la fréquence du pouls augmentée, fait reconnoître les redoublemens, toujours accompagnés d'une plus grande gêne dans les fonctions, & ſur-tout d'un plus grand embarras de la tête.

Remarque. Cette période, dont la durée n'eſt ordinairement que de trois à quatre jours, en dure quelquefois ſix, mais plus com-

TRAITEMENT.

ce moyen les matieres putrides encore mobiles, & celles que les efforts de la nature, quoique foibles, dépoſeront ſucceſſivement dans les premieres voies.

XVI. Si cependant les circonſtances n'avoient pas permis de vuider efficacement l'eſtomac dans les premiers jours, on placeroit un vomitif ; mais alors pour que ſon effet fût borné autant qu'il ſeroit poſſible au ſoulévement de l'eſtomac, on donneroit le vin émétique *N*, & l'on pourroit le réitérer pluſieurs jours de ſuite, s'il ne s'étoit pas précipité par le bas.

XVII. L'état de la tête (18), du viſage (19), & des yeux (20), rendra le bain des pieds indiſpenſable, & on le donnera plus chaud que dans la premiere période.

XVIII. En même temps on engagera les malades à tenir dans leur

HISTOIRE. *TRAITEMENT.*

munément quatre.

bouche, le plus souvent & le plus long-temps qu'ils le pourront, quelques cuillerées de la décoction *O*, ou quelques tranches de fruits, tels que l'orange, le citron, la pomme ou la poire; la cerise ou la groseille, ou la fraise, pourront, dans la saison, être substituées aux fruits désignés.

XIX. On les obligera encore à se frotter souvent les dents avec un linge trempé dans la décoction *O*, & à se laver la bouche avant d'avaler de la tisane ou du bouillon, ou de quelque boisson alimenteuse que ce soit.

TROISIEME PÉRIODE

OU ÉTAT.

APrès quatre ou cinq jours, à compter depuis celui où la fievre s'est déclarée continue, la maladie est parvenue au point que l'on connoît sous le nom de son état. Les symptomes observés dans les deux premieres périodes, se soutiennent & augmentent d'intensité, & il s'y en joint de nouveaux.

HISTOIRE.

30. Les yeux toujours rouges, deviennent chassieux.

31. Les dents & la lan-

TRAITEMENT.

XX. On ne peut pas méconnoître ici les progrès de la putridité. La nécessité de s'opposer de

gue noirciſſent & ſe deſſechent.

La langue, dans quelques malades, eſt rouge & très-liſſe.

Et tous ont peine à la tirer hors de la bouche.

32. La membrane qui tapiſſe le fond de la gorge, la voûte & le voile du palais, d'abord liſſe & d'un rouge cerise, brunit & ſe deſſeche; il s'y forme des aphtes blanchâtres.

33. La déglutition devient difficile.

34. Il y a de l'enchifrenement, une perte abſolue de l'odorat, & les malades ne ſont point altérés.

35. La reſpiration toujours gênée, & quelquefois grande, eſt accompagnée de ſoupirs très-profonds.

36. Toutes les excrétions ſont ſuſpendues ou conſidérablement diminuées : les malades ne crachent point, ils urinent très-peu, & leur

tout ſon pouvoir à ce que cette putridité augmente, & de ſoutenir les forces des malades, eſt également évidente.

XXI. Les évacuans ne pouvant alors entraîner que des matieres ſéreuſes, augmenteroient néceſſairement la maladie, & il ſeroit non-ſeulement inutile, mais même dangereux d'y recourir.

Une autre conſidération qui doit engager à les proſcrire, eſt l'affoibliſſement exceſſif des malades que les évacuations un peu abondantes ne manqueroient pas d'augmenter.

XXII. Les ſeuls évacuans que dans cette période on puiſſe ſe permettre d'employer pour prévenir le flux de ventre (45), ſont les bols *P*, que l'on donnera dans la matinée, de trois en trois heures.

Les lavemens *M*, ne doivent même être donnés qu'avec réſerve, dans

ventre

ventre eſt abſolument reſſerré.

A ces accidens ſe joignent :

37. Une vive douleur au talon.

38. Un aſſoupiſſement plus ou moins profond.

39. Un délire ſourd & une ſurdité.

40. Un affaiſſement qui rend les malades d'une peſanteur ſi grande, qu'on ne peut les remuer qu'avec peine, & qu'eux-mêmes ne font aucun mouvement.

41. La plupart des malades ont le corps ſi ſenſible, qu'on ne peut les toucher ſans exciter leurs plaintes.

D'autres paroiſſent abſolument inſenſibles.

42. Il ſe fait dans la plupart des malades, du 6 au 11, ſur la poitrine, le dos, les bras, les jambes, & quelquefois ſur le viſage, une éruption de points rouges, reſſemblans à des piquures de puce, paroiſſant &

la crainte de trop relâcher les inteſtins.

Cependant, dans le cas où les bols ne tiendroient pas le ventre libre, ou que les malades ne pourroient pas les avaler, on preſcriroit quelques verrées de la tiſane *L*, ou, de deux en deux heures, 40 ou 50 gouttes du vin *N*.

XXIII. Les forces des malades ſont d'une ſi grande importance à meſure que la fievre avance, & ſi prodigieuſement affoiblies, qu'il faut principalement s'attacher à les ſoutenir par des moyens appropriés à l'état des malades.

Dans cette intention, au régime *B*, on joindra l'uſage d'un ſixieme de vin répandu dans la tiſane, ou ſeulement mêlé avec de l'eau.

La petite biere, le cidres affoiblis par de l'eau, pourront remplacer le vin.

XXIV. C'eſt ſur-tout ſur la fin de cette période,

disparoissant les premiers jours à chaque redoublement.

Dans quelques-uns, l'éruption est formée par des taches violettes plus ou moins grandes.

43. La péau reste seche, mais est peu chaude.

44. Les malades exhalent une odeur qui accompagne toujours les fievres éruptives, & qui se rapproche beaucoup de l'odeur de la truffe.

Cette odeur précede quelquefois l'éruption, & quelquefois existe sans en être suivie.

45. Sur la fin de cette période, c'est-à-dire, communément après le 9, quelquefois plutôt, survient un flux de ventre, consistant en matieres noirâtres ou jaunâtres, mais toujours peu épaisses, & dans lesquelles on voit souvent des vers.

46. Le pouls peu fréquent, mais toujours inégal & irrégulier, devient quelquefois sur la

& quand l'éruption (42), ou le flux de ventre (45), ont lieu, qu'il faut recourir à l'usage de ces liqueurs fermentées.

On pourroit y substituer l'eau antiseptique *Q*, si la chaleur étoit vive, & si l'on craignoit de trop exciter le mouvement du sang.

XXV. Dans le cas où l'extrême affaissement (40), ainsi que la sensibilité excessive, ou l'insensibilité absolue (41), indiquent un besoin pressant de ranimer les forces, & de s'opposer aux progrès de la putridité, il faut distribuer aux malades, de trois en trois heures, une petite verrée de vin de kina-kina *R*, ou la potion *S*. Ces remedes sont surtout nécessaires quand l'éruption (42) consiste en plaques violettes.

XXVI. Le flux de ventre (45), quoique redoutable à cette époque, peut cependant être salutaire, s'il est renfermé

HISTOIRE.

fin de cette période intermittent & convulſif, avec quelques ſoubreſauts des tendons.

Cet état eſt d'un très-mauvais augure, & annonce toujours une terminaiſon orageuſe.

La durée de cette période n'eſt pas moins irréguliere que celle de la ſeconde ; ſouvent la maladie marche rapidement à une terminaiſon facheuſe, qui s'annonce dès le 9, & fait périr les malades le 12 ou le 13, & même auparavant.

Souvent les accidens qui caractériſent l'état, ſe ſoutiennent juſqu'au 19 ou 20 ; mais quand la maladie doit avoir une iſſue ſatisfaiſante, ce n'eſt ordinairement qu'au 11 ou au 14 qu'elle commence à diminuer, & que la coction s'annonce.

TRAITEMENT.

dans de juſtes bornes ; & ſi les matieres ont un peu de conſiſtance, il ſuffira alors d'employer les boiſſons déſignées (XXIII. & XXIV.)

Mais quand les matieres ſont ſéreuſes & très-abondantes, & que les malades les laiſſent échapper ſans s'en appercevoir, ces moyens ſeroient inſuffiſans. Il faut alors ſupprimer le vin de kina-kina, qui, quelquefois, porte par les ſelles, & aſſocier aux boiſſons antiſeptiques (XXIII & XXIV), la potion ou les bols *S*, que l'on donne de trois en trois heures, ou la potion *T* que l'on diſtribue par cuillerées, ſi l'on peut décider les malades à l'avaler.

XXVII. L'Etat de la bouche (32) rend indiſpenſable les gargariſmes *U*, & l'uſage du mêlange *V*, dont on touchera ſouvent les aphtes avec un pinceau de linge effilé. Si les malades ne pouvoient pas ſe gargariſer, on les obligeroit à ſe laver ſouvent la bouche avec le gar-

prendre aucun aliment. On pourra encore leur introduire dans la bouche un petit morceau du remede *W*. On en fait de même pour le nez qui eſt deſſéché.

XXVIII. L'aſſoupiſſement (38), à moins qu'il ne ſoit extrêmement profond, n'exige point de remedes particuliers, & cede ordinairement à ceux que l'on vient d'indiquer. Il faut cependant réunir à ces remedes les emplâtres veſſicatoires (*X*), appliqués aux jambes & quelquefois encore à la nuque, ſi l'on a peine à éveiller les malades, ſi le délire ſe ſoutient, & ſur-tout s'il y a des ſoubreſſauts dans les tendons (46) : cet accident doit même toujours engager à recourir au veſſicatoire, &, autant qu'il eſt poſſible, dès le moment où il ſe manifeſte.

QUATRIEME PÉRIODE

OU TERMINAISON.

CE n'eſt jamais qu'après le 9, & quelquefois ſeulement après le 14, que commence cette période ; les ſymptomes qui la caractériſent, varient ſuivant l'iſſue que doit avoir la maladie ; & comme, lorſqu'elle doit être heureuſe, ils different beaucoup de ceux qui accompagnent une terminaiſon fâcheuſe ou funeſte, & exigent un traitement différent, je décrirai les uns & les autres dans des paragraphes diſtincts.

§. I.

TERMINAISON HEUREUSE.

Histoire.

47. Le malade commence peu à peu à se mouvoir avec plus de facilité.

48. La sensibilité de tout le corps diminue, & l'insensibilité absolue cesse successivement.

49. La douleur des talons disparoît.

50. Le délire cesse, mais la plupart des malades restent imbécilles.

51. La surdité, toujours subsistante, s'affoiblit graduellement.

52. L'assoupissement se dissipe.

53. Le visage pâlit, & reprend peu à peu sa couleur naturelle.

54. Les yeux se dérougissent, & rendent une chassie épaisse.

55. Il sort du nez une mucosité d'abord rougeâtre, puis d'un jaune blanc.

Traitement.

XXIX. Les efforts victorieux de la nature sont manifestes, par la rémission de tous les accidens qui caractérisoient l'irritation (30 à 46), par les évacuations spontanées (61 à 67), par l'éruption (63), par l'humidité de la langue, & l'exfoliation de l'enduit qui la recouvre, &c. (58, 59, 60).

XXX. Les progrès de la putridité sont bornés; la dépuration commence, & celui qui donne des soins au malade, n'a qu'à seconder les efforts de la nature par un régime un peu plus nourrissant *Y*, par l'usage des apozêmes *Z*, distribués de quatre en quatre heures, & par des évacuans placés deux jours après que les symptomes (47 à 61) ont commencé à annoncer la

HISTOIRE.

56. L'odorat revient.

57. La mucoſité qui couvre les dents, s'amollit, blanchit & ſe détache aiſément.

58. L'enduit de la langue ſe gerſe profondément, s'humecte, blanchit & ſe détache peu à peu.

59. Les aphtes blanchiſſent de plus en plus, ſuppurent & s'exfolient.

60. La membrane qui revêt le palais, ſon voile, les glandes amigdales, le pharinx & l'œſophage, s'exfolient plus ou moins complétement.

61. Il s'établit une ſalivation, & quelquefois une expectoration abondante.

62. L'odeur éruptive devient plus forte.

63. La premiere éruption eſt effacée ; il s'en fait quelquefois une ſeconde, précédée & annoncée par un redoublement plus fort, avec molleſſe & ondulence dans le pouls, gêne momen-

TRAITEMENT.

coction. Ces évacuans conſiſteront dans les lavemens *L*, & dans le purgatif *F*.

Les lavemens ſeront donnés ſans crainte tous les jours, mais l'état des forces engagera à mettre entre les purgatifs deux ou trois jours d'intervalle, & même plus.

XXXI. Les ſignes qui annonceront l'éruption (63), détermineront encore à ſuſpendre les évacuans ; & pendant l'accès qui la précédera, on ne donnera aux malades que la tiſane *H* & la potion *S*, de quatre en quatre heures. On les réduira au régime *B*. On reviendra à celui qui eſt décrit ſous la lettre *Y*, quand l'éruption ſera faite, & l'on attendra qu'elle ſe ſoit effacée, ou que les petites véſicules aient verſé leur ſéroſité, avant que de purger les malades.

La ſueur critique (64) & le flux d'urines (66),

HISTOIRE.

tanée de la reſpiration, & engourdiſſement des doigts.

Cette éruption conſiſte en puſtules miliaires rouges qui, peu de temps après, ſont ſurmontées d'une petite véſicule blanchâtre qui creve promptement & verſe une ſéroſité âcre.

Une demangeaiſon aſſez vive accompagne cette éruption, qui eſt ſuivie de l'exfoliation de l'épiderme.

Cette éruption ſe fait quelquefois dès le 12, mais plus fréquemment après le 14.

64. Une ſueur copieuſe, ou ſeulement une abondante tranſpiration, remplace cette éruption dans pluſieurs malades, & eſt précédée des mêmes accidens.

Dans ceux-ci, la peau s'humecte dès le 11, tandis que, dans les autres, elle reſte ſeche.

65. Le ventre s'ouvre, des borborigmes annoncent les évacuations, qui conſiſtent en matieres bilieuſes mêlangées de matieres noires, & ſouvent de quelques vers.

66. Les urines coulent plus abondamment; leur

TRAITEMENT.

exigent que l'on ſe conduiſe de même.

XXXII. Lorſque les criſes (63, 64 & 66) auront été complettes, un ou deux purgatifs ſuffiront pour achever la cure; mais ſi l'une & l'autre ont manqué, ou ſe ſont faites incomplétement, on ne pourra prévenir les rechûtes ou les dépôts, qu'en multipliant les purgatifs dont on proportionnera le nombre aux forces du malade, & en leur aſſociant les apozêmes, *&c.*

Il ſera fait mention du traitement convenable aux rechûtes & aux dépôts à l'article de la convaleſcence.

couleur se rapproche de la citronnée. On y voit un nuage léger, qui d'abord rapproché du fond du vase, finit par s'y précipiter.

67. Mais dans les malades chez lesquels la seconde éruption n'a pas lieu, ou chez lesquels elle n'est pas remplacée par une sueur copieuse, il y a aux environs du 14 un flux d'urines limpides comme de l'eau, & très-abondant.

Quelquefois ce flux se réunit à l'éruption. Mais si l'éruption n'ayant pas eu lieu, ou n'ayant été qu'incomplette, les malades n'éprouvent point ce flux d'urines, il est à craindre qu'il n'y ait des rechûtes ou des dépôts.

68. Le pouls dans cette période cesse peu à peu d'être irrégulier. Il prend le caractere critique aux approches de l'éruption, & finit par être égal & naturel.

§. II.

TERMINAISON FACHEUSE.

HISTOIRE.

69. L'affaissement des malades, caractérisé par leur immobilité & leur insensibilité absolue, augmente de jour en jour.

70. L'assoupissement & le délire se soutiennent.

71. La surdité, si elle a eu lieu, cesse tout-à-coup, & les malades ont

TRAITEMENT.

XXXIII. Si tous les phénomenes de la terminaison heureuse montrent la nature triomphant de la maladie, elle paroît ici succomber sous les maux qui l'accablent.

La gangrene s'étend par-tout, & se manifeste par tous les accidens dé-

l'ouïe

l'ouïe très-fine.

72. Le visage devient livide & s'efface.

73. Les yeux restent rouges, sont fixes, & la prunelle devient successivement terne & glaireuse.

74. La langue, le palais & toute la gorge restent seches & noires, où ne s'humectent que d'une sérosité roussâtre ; on voit quelquefois, à la pointe de la langue, une vessie blanche qui noircit bientôt, & qui est du plus sinistre augure.

Les escarres qui successivement se détachent, sont noires ou d'un blanc rance.

75. Les malades ne peuvent point tirer la langue hors de la bouche ; & souvent leurs mâchoires sont si fort serrées, qu'il est impossible de les leur ouvrir, sans y employer la plus grande violence.

76. La gorge & le dessous du menton sont

crits (depuis le n°. 69 jusqu'à 90).

XXXIV. S'opposer aux progrès de la putridité, soutenir les forces dont l'affoiblissement est extrême, réveiller & régler le jeu des solides & des nerfs, réprimer les évacuations qui, par leur qualité & leur abondance, menacent de hâter la perte des malades & en procurer d'avantageuses. Telles sont les indications que présente cet état, & qu'on ne peut remplir que par des moyens souvent d'autant moins efficaces, que la nature ne peut rien, & que la situation des malades rend impossible l'usage de la plupart des ressources de l'Art.

XXXV. On suivra avec la plus grande exactitude, en cette occasion, le traitement indiqué pour la seconde période, (depuis le n°. XXIII jusqu'à XXVIII). L'on multipliera sans

gonflés.

77. La déglutition eſt extrêmement difficile : les boiſſons qui peuvent paſſer, tombent dans l'eſtomac avec un bruit ſenſible. La plupart ſont rejettées par le vomiſſement, ou rapidement précipitées par les ſelles.

78. Il y a des hoquets très-fréquents.

79. L'haleine eſt extrêmement fétide.

80. Il s'exhale du corps des malades une odeur cadavéreuſe.

81. La reſpiration eſt ſouvent libre, mais quelquefois très-laborieuſe.

82. La premiere éruption ſe ſoutient, & les taches s'élargiſſent en plaques irrégulieres ; quelquefois elle diſparoît, mais ſans aucun avantage pour le malade.

83. La peau reſte ſeche, &, dans les derniers momens, ſe couvre d'une ſueur graſſe.

84. Le ventre ſe bour-

crainte les emplâtres véſicatoires ; on donnera par préférence, pour boiſſon ordinaire, le vin affoibli par les trois quarts d'eau, & l'eau antiſeptique *Q* ; le tout donné froid.

XXXVI. Si la difficulté de la déglutition ou le reſſerrement des mâchoires s'oppoſe à ce qu'on puiſſe faire paſſer les boiſſons & les alimens, on eſſaiera de les introduire à l'aide d'une ſeringue & d'une canule qu'on portera dans la gorge, le plus loin qu'il ſera poſſible, ou que l'on introduira dans le nez, de maniere à conduire l'injection dans l'arriere-bouche. Si l'on ne peut pas réuſſir, par ce moyen, à porter dans l'eſtomac les alimens & les remedes néceſſaires, on les donnera en lavemens, ſur-tout l'eau antiſeptique *Q*.

XXXVII. L'état de la langue, du palais & du

HISTOIRE.

ſoufle, & devient ſenſible au toucher.

85. Un flux noir, ſéreux, exceſſivement fétide & très-abondant, s'établit.

Souvent une hémorrhagie inteſtinale le remplace ou l'accompagne.

86. Il ſort quelquefois, du nez des malades, quelques gouttes d'un ſang noirâtre, & l'on voit, mais très-rarement, des hémorrhagies fort conſidérables par cette voie. Dans les perſonnes du ſexe, les regles paroiſſent, quoique le temps de leur apparition ne ſoit pas encore arrivé.

87. Les urines orangées & très-fétides ſortent en petite quantité & involontairement.

88. Il y a des ſoubreſſauts dans les tendons, des mouvemens convulſifs dans les bras & dans les jambes, & quelquefois tout le corps eſt dans un état de roideur convulſive.

TRAITEMENT.

fond de la gorge, engagera à multiplier les lotions de la bouche & les précautions indiquées (XXVIII), mais au gargariſme *U*, on ſubſtituera celui *A a*; & ſi les malades, trop peu à eux-mêmes, ne pouvoient ſe laver la bouche, on injecteroit pluſieurs fois par jour cette infuſion, & l'on ſouleveroit enſuite les malades pour la leur faire rejeter.

XXXVIII. Dans le cas du gonflement du cou, on appliqueroit ſur la gorge un emplâtre véſicatoire que l'on étendroit juſqu'aux oreilles.

XXXIX. Si les ulceres des véſicatoires déjà employés, étoient gangrenés, on les panſeroit avec l'onguent *B b*, & des compreſſes trempées dans de l'eau-de-vie camphrée.

XL. On tâchera d'amener à ſuppuration les bubons & les parotides (90), par des cataplaſ-

HISTOIRE.

89. Le pouls conſerve ſon irrégularité, ſe reſſerre, augmente de fréquence, devient précipité, s'affoiblit peu à peu & ſe releve par intervalle pendant quelques minutes, au point d'en impoſer, mais retombe bientôt après, fuſe le long du bras & s'éclipſe.

90. La nature relevée par le ſecours de l'Art, fait quelquefois ſortir une parotide ou un bubon à l'aiſſelle ou à l'aine; & ſi ces tumeurs tournent à la ſuppuration, le malade eſt ordinairement rendu à la vie. Quelquefois le flux de ventre, s'il peut être modéré par quelques remedes, dépure la maſſe humorale & éloigne la mort. Mais elle eſt le plus ſouvent le terme fatal de cette maladie, & tous les malades qui éprouvent les accidens (71, 75, 76, 77, 78, 82, 84, 88), ſuccombent à leurs maux.

91. Mais quand la na-

TRAITEMENT.

mes *&c*. Dès qu'on ſentira une fluctuation, on en fera l'ouverture; & ſi la ſuppuration n'étoit qu'imparfaite, on la ſolliciteroit, en mêlant aux onguents employés dans le panſement, de la pierre à cauterre pulvériſée ou diſſoute.

XLI. La réunion des accidens de cette période, & ſur-tout de ceux qui ſont décrits (nº. 74, 76, 77, 82, 85, 86 & 88), annonçant le plus grand danger, on peut en ces circonſtances tenter d'envelopper les malades de draps trempés dans de l'eau-de-vie camphrée, chaude, & que l'on arroſera ſouvent avec la même liqueur. Je n'ai pas encore employé ce moyen, mais je crois qu'il l'a déjà été, & il me paroît que dans une extrêmité fâcheuſe on peut y avoir recours, d'autant mieux qu'il ne reſte preſque plus de reſſources, & qu'on

HISTOIRE.	*TRAITEMENT.*
ture ſurmonte tous ces obſtacles par elle-même ou par les ſecours de l'Art, la maladie prend alors le caractere décrit (§. 1er. no. 47 à 68), & les ſymptomes qui accompagnent la coction, préſagent & amenent la convaleſcence.	ne riſque rien à tenter celle-ci. XLII. Si par ces différens remedes on eſt aſſez heureux pour arrêter les progrès de la putridité, que la régularité du pouls, la ceſſation des ſoubreſauts & des mouvemens convulſifs, l'humidité douce & chaude de la peau faſſe renaître l'eſpérance, que les malades enfin paſſent à l'état décrit (§. Ier. no. 47 à 68), on ſuivra le traitement indiqué même paragraphe (no. XXIX à XXXII).

SECONDE SECTION.

FIEVRE CATARRALE PUTRIDE.

PREMIERE PÉRIODE.

INVASION.

HISTOIRE.	*TRAITEMENT.*
92. LES ſignes précurſeurs de la maladie, ſont les mêmes que dans la premiere eſ-	XLIII. Tous le ſymptomes qui annoncent & caractériſent l'invaſion, décelent une putridité des

HISTOIRE.

pece (1 & 2), mais l'abattement eſt moins conſidérable.

93. Les douleurs vagues ſe font plus particuliérement ſentir autour de la poitrine, & la reſpiration eſt très-gênée.

94. Le malade ſouffre des élancemens conſidérables dans la tête ; ſes yeux ſont rouges & très-vifs.

95. La langue eſt humide & couverte d'un enduit jaunâtre, qui le plus ſouvent eſt diſtribué par bandes paralleles placées ſur les côtés, laiſſant entre elles un eſpace rougeâtre.

96. Il y a du dégoût, des nauſées, une douleur d'eſtomac ſourde & très-fatiguante, ſouvent même la région où eſt ce viſcere, eſt ſenſible au toucher.

97. Le ventre eſt ſouple & peu élevé.

98. Les déjections ſont peu fréquentes, mais fluides & jaunâtres.

TRAITEMENT.

premieres voies, une tendance des humeurs à l'épaiſſiſſement inflammatoire & un érétiſme des ſolides.

XLIV. Les indications à ſuivre, ſont conſéquemment l'évacuation des matieres putrides turgeſcentes, l'atténuation des humeurs & le relâchement des ſolides. La complication de ces indications, exige qu'on combine les moyens capables de les remplir.

XLV. Si l'on eſt donc à portée de ſecourir les malades dans les premiers momens, il faut ſur-le-champ les mettre au régime *B*, & à l'uſage de la tiſane *C*. Faire promptement ſaigner les malades au bras, & rapprocher de la ſaignée le vomitif *A*.

On donne dans le froid pluſieurs verrées de l'infuſion *E* ; on fait boire abondamment les malades dans le chaud, & l'on place les évacuans dans la rémiſſion ou l'intermiſ-

Histoire.	*Traitement.*
99. Les urines d'un citron foncé & abondantes, mais quelquefois blanchissant peu après qu'elles ont été rendues, devenant louches, enduisant les parois du verre d'une couche blanchâtre.	sion des accès.
100. La peau humide, chaude, se couvre de sueur à la fin des accès ou des redoublemens.	Le lendemain du vomitif, on fait prendre le purgatif *F*, à moins que l'évacuation par le bas n'ait été très-considérable, auquel cas on laisse un jour d'intervalle entre le vomitif & le purgatif.
101. L'altération est considérable.	XLVI. Ce traitement suffira quelquefois, comme dans la premiere espece de la fievre épidémique (1 à 10), pour détruire le mal dans son principe.
102. Le pouls se développe avec la chaleur, & quoiqu'irrégulier & inégal dans ses pulsations, il est fort & plein.	Mais si les premiers momens n'ont pas pu être mis à profit, le besoin de recourir aux moyens indiqués, n'en sera que plus pressant, & dès qu'on est libre d'agir, il faut, sans perdre de temps, faire ce qui a été indiqué (XLVII). Si ces remedes, quoiqu'employés promptement, n'ont pas suffi pour arrêter les progrès de la maladie, & qu'elle arrive à la seconde période, il faudra redoubler d'activité & chercher à réparer le temps perdu.

SECONDE PÉRIODE

OU ACCROISSEMENT.

CETTE période commence, ainſi que dans la fievre pétéchiale, au moment où la fievre eſt déclarée continue, & tous les accidens y augmentent également d'intenſité.

HISTOIRE.

103. Les douleurs répandues ſur la ſurface de la poitrine, quoique changeant ordinairement de place, ſe fixent quelquefois, & donnent l'apparence d'une pleuréſie.

104. La reſpiration eſt difficile, il y a de la toux ordinairement peu fréquente & ſeche, mais ſouvent avec une expectoration de ſalive écumeuſe, quelquefois mêlée d'un peu de ſang ſous forme de points ou de filamens.

105. La tête, quoique très-douloureuſe, reſte libre. Les yeux continuent à être rouges & ſont étincelans.

106. Les nauſées & le

TRAITEMENT.

XLVII. Il y a encore ici des matieres en état d'être évacuées, mais il y a auſſi beaucoup de tenſion dans les fibres, & les embarras inflammatoires ſubſiſtent. Ainſi les indications que cet état préſente, ſont dans les premiers momens d'évacuer encore. Mais en même temps de délayer les humeurs & de relâcher les fibres pour réſoudre les embarras inflammatoires.

Les moyens à employer pour remplir ces différentes indications, ſont :

XLVIII. Si les premiers momens n'ont pas dégoût

dégoût se soutiennent.

107. La langue conserve son humidité, & ne se desseche que dans le cas où la fievre va prendre un caractere de malignité ; son enduit, ordinairement épais, est d'un jaune foncé.

108. Les dents conservent également leur état naturel, & ne se dessechent que sur la fin de cette période, lorsque la maladie se rapproche de l'état de la fievre pétéchiale nerveuse.

109. L'altération, toujours considérable, ne cesse que dans la troisieme période & sur la fin de la maladie, à moins que changeant de caractere, cette maladie ne prenne également celui de la fievre de la premiere espece.

110. Le pouls reste aussi le même que dans l'invasion (102), & ne se resserre, en se rapprochant du naturel, que

été mis à profit, un vomitif *A* réitéré, suivant son efficacité, & suivant l'opiniâtreté des accidens (106 & 107), auquel on fait succéder les jours suivans un purgatif *F*, avec les précautions désignées (XLVII) pour le choix du moment à les placer.

Tant que la langue conserve son humidité, on peut réitérer les purgatifs, en consultant les forces des malades. On s'arrête dès qu'elle se desseche sans s'humecter à la fin des accès.

Les jours que les forces des malades où la séchéresse de la langue engagent à laisser libres, on entretient la liberté du ventre par des lavemens *M*.

XLIX. Une ample boisson mucilagineuse d'eau d'orge ou d'eau de veau *D d*, remplit la seconde indication, & rentre même dans la troisieme.

L. Celle-ci qui a pour

Histoire.

dans le cas du paſſage de cette fievre à celle de la premiere eſpece.

111. Ce même paſſage s'annonce par la ſécheresſe des dents & de la langue, par les bruiſſemens d'oreilles ; en un mot, par tous les accidents décrits (n°. 30 à 46).

Remarque. La durée ordinaire de cette période eſt de quatre jours. Elle ſe prolonge quelquefois, mais très-rarement, & preſque toujours quand l'état nerveux eſt ſur le point de ſe déclarer.

Traitement.

objet la réſolution des embarras inflammatoires, devient d'autant plus importante, que les accidens (103 & 104) ſont plus vifs, & que le pouls conſerve le caractere qu'il avoit dans l'invaſion (102).

En général il ne faut point balancer pour la ſaignée, lorſque le pouls étant ſuffiſamment plein, la reſpiration eſt très-gênée ; ſur-tout s'il y a une toux ſeche. Mais principalement encore ſi les crachats ſont formés par une ſalive écumeuſe avec des points ou des ſtries ſanguinolentes (104).

La ſituation, la mobilité du point décideront encore pour l'uſage de la ſaignée. Les points placés à la région des fauſſes côtes, exigent moins de ſaignées que les autres. Ceux qui changent fréquemment de place, en exigent auſſi infiniment moins que ceux qui ſont fixés.

La qualité du ſang éclairera encore ſur le nombre des ſaignées à faire. Un ſang coëneux prouve, en général, que l'on peut multiplier les ſaignées ; cependant il faut que les autres ſignes ſe réuniſſent à celui-ci. Si l'on ne ſe dirigeoit pas d'après ces principes, on riſqueroit quelquefois de ſaigner beaucoup trop. Mais dans cette maladie-ci, on eſt ordinairement obligé de faire trois à quatre ſaignées.

L I. Le régime *B*, des topiques émolients *Ee*, des embrocations d'huile ſur la poitrine, une ventouſe ſcarifiée appliquée ſur le point, contribueront encore à la réſolution des embarras inflammatoires.

Dans le cas où l'état du pouls ne permettroit pas la ſaignée, & où pourtant il y auroit une reſpiration difficile, une toux ſeche & un point douloureux fixe, on appliqueroit ſur le point un emplâtre véſicatoire *X*.

L I I. Si malgré les précautions & les remedes déſignés, le mal fait des progrès, & ſi aux ſymptomes qui ont caractériſé la fievre catharrale, ſuccedent ceux qui ſont décrits (30 à 46), ou que ceux-ci ſe combinent avec ceux-là, le traitement ſera le même que celui qui eſt indiqué (XXI à XXIX), mais modifié relativement à la combinaiſon des uns & des autres accidens, & à leur degré d'intenſité.

IIIe. & IVe. PÉRIODES.

ÉTAT ET TERMINAISON.

LORSQUE la maladie prend le caractere nerveux, les accidens de ſon état & de ſa terminaiſon, ſont les mêmes que ceux de la fievre pétéchiale nerveuſe, exigent les mêmes remedes, & ſont ſuivis des mêmes événemens. Ainſi je me diſpenſerai de décrire ces deux périodes, & je me contenterai de renvoyer à la deſcription que renferme l'hiſtoire de cette fievre, depuis (30 juſqu'à 91).

Mais quand cette maladie ne tourne point à la malignité, elle marche d'un pas ſi différent de l'autre eſpece de fievre, que la deſcription de cette marche eſt très-importante. A peine a-t-elle atteint ſon état, qu'elle décline rapidement; ce qui m'a engagé à confondre dans le même récit l'hiſtoire de l'état & de la terminaiſon.

HISTOIRE.

112. Les douleurs vagues ou fixes de la poitrine ne ſe font plus ſentir, la reſpiration eſt libre, il y a une expectoration facile de crachats muqueux épais & d'un blanc jaunâtre.

113. Les urines d'un citron foncé blanchiſſent & dépoſent un ſédiment couleur de chair ou briqueté. Souvent elles reprennent bruſquement leur conſiſtence & leur couleur naturelle.

114. Le ventre s'ouvre; il y a des ſelles bilieuſes un peu épaiſſes.

115. La langue s'humecte, & l'enduit qui la

TRAITEMENT.

LIII. Comme l'altération putride n'a pas été portée auſſi loin dans cette maladie que dans l'autre, la dépuration néceſſaire eſt moins conſidérable, & conſéquemment plus prompte & plus facile.

Auſſi n'a-t-on ici qu'une indication à ſuivre; celle de concourir avec la nature à achever la dépuration des humeurs.

LIV. On fait paſſer ſucceſſivement les malades au régime *Ff.*

On donne un ou deux purgatifs placés à deux ou trois jours de diſtance, ſuivant leur effet

recouvre, disparoît peu à peu.

116. La tête est très-libre & point douloureuse. Les yeux sont naturels; le rouge du visage s'affoiblit.

117. Le pouls s'amollit, se regle, & ne conserve que quelques légeres inégalités. Il redevient naturel peu à peu, & la convalescence commence.

& les forces du malade. Si la maladie est très-foible, on éloigne les purgatifs. On les éloigne encore s'ils produisent des évacuations trop abondantes, ou si les selles sont plus séreuses que bourbeuses.

LV. A ce régime & aux purgatifs on joint les sucs d'herbes *Gg*, que l'on distribue de quatre en quatre heures tous les jours, à la dose de deux onces, dans une demi-écuellée d'eau de veau, ou de petit-lait clarifié.

Si le ventre n'est pas libre, & que l'on soit forcé par les circonstances prévues (XLVIII.) à reculer les purgatifs, on fait donner tous les jours un ou deux lavemens *M*.

CONVALESCENCE.

Dans l'une & dans l'autre des maladies qu'on vient de décrire, lorsque la fievre a cessé & que les fonctions naturelles commencent à être exercées avec liberté, les malades sont censés entrer en convalescence. Mais ce passage intermédiaire de la maladie à la santé est bien plus marqué, bien plus long dans la fievre nerveuse que dans la catharrale. Dans celle-ci, quand elle a été simple, & telle qu'elle a été décrite (92 à 117), la convalefcence dure à peine huit à dix jours. Elle s'étend à un mois, & quelquefois plus loin, lorfque cette fievre a dégénéré en nerveufe. Sa durée eft la même à la fuite de la fievre nerveufe, fi la terminaifon n'a été accompagnée que des phénomenes expofés (§. 1er. no. 47 à 68); mais dans le cas où les malades ont échappé au danger dont ils étoient menacés par les accidens raffemblés (§. 2, no. 69 à 90), ce n'eft qu'après plufieurs mois que le rétabliffement eft complet.

Ces circonftances mettent beaucoup de variété dans les phénomenes de la convalefcence, & exigent des précautions & des remedes très-différens; auffi pour mettre encore dans l'expofition du traitement l'ordre qu'on a fuivi jufqu'à préfent, on va faire fucceffivement l'hiftoire de l'une & de l'autre efpece de convalefcence, & du traitement à fuivre.

CONVALESCENCE

De la Fievre catharrale.

HISTOIRE.

118. Une foibleffe confidérable caractérifée par la difficulté de marcher & de s'appliquer à quelque travail fuivi, eft ordinairement le feul accident de cette convalefcence.

119. Quelquefois cependant il refte encore une toux légere & une

TRAITEMENT.

LVI. Comme la coction a été parfaite, & la dépuration facile & prefque complette, il n'eft queftion, à cette époque, que de rétablir les forces par un régime *Hh*, & de perfectionner la dépuration par l'ufage de l'apozême *Ii*, & d'un ou de deux purgatifs.

expectoration de matieres épaisses.

On donne tous les matins à jeun une verrée de l'apozême, une un peu avant le dîner, & une troisieme deux heures après le souper.

Souvent un seul purgatif suffit, & si l'on est obligé de recourir à un second, on le met au troisieme jour après la premiere sortie.

LVII. La toux & l'expectoration (119) exigeroient en outre l'usage habituel de la tisane *Kk*, & s'il y avoit insomnie, on donneroit à l'heure du sommeil le petit bol *Ll*.

CONVALESCENCE

De la Fievre nerveuse.

Histoire.

120. La foiblesse est beaucoup plus grande que dans celle de la fievre catharrale.

121. Les extrêmités inférieures sont un peu gonflées.

122. Il y a quelques bouffées de fievre, mais irrégulieres & accompagnées d'une légere douleur de tête.

123. La langue reste encore enduite d'une légere mucosité blanchâtre.

Traitement.

LVIII. La grande foiblesse doit également engager ici à s'occuper principalement du rétablissement des forces par le régime *Hh*.

LIX. Mais comme l'altération de la masse humorale a été portée beaucoup plus loin que dans la fievre catharrale, & que la dépuration continue à se faire, il faudra encore employer pendant huit ou dix jours les apozêmes *Z*.

Histoire.	*Traitement.*
124. Les accidens (121 & 122) ont principalement lieu, quand la seconde éruption & l'exfoliation de l'épiderme n'ont pas été complettes ou remplacées par le flux d'urines (67).	Faire boire chaque jour aux malades trois à quatre livres de la tisane *Mm*. LX. Dans le cas du gonflement des extrémités inférieures (121), les apozêmes *Z* & la tisane *Mm*, seront d'une néceſſité plus preſſante

encore. Mais en outre il faudra faire des frictions pardeſſus tout le corps, deux fois au moins par jour, avec une broſſe douce.

LXI. A ces différens moyens on réunira l'uſage des purgatifs, mais proportionnés pour le nombre aux forces du malade. Les retours de la fievre (122) obligent à y revenir plus fréquemment que dans la convaleſcence décrite (118 & 119), & ſi cette fievre s'opiniâtroit ou ſe caractériſoit tierce ou double tierce, on donneroit aux malades les apozêmes *Nn*, au lieu de ceux dont la formule ſe trouve ſous la lettre *Z*, en les diſtribuant ſeulement les jours libres, ou dans les rémiſſions de la fievre.

LXII. Dans les accès de la fievre, on réduiroit les malades au régime *B*; & pendant le froid, on leur feroit boire deux ou trois verrées de l'infuſion *E*.

CONVA-

CONVALESCENCE

De la Fievre nerveuse, dont la terminaison a été orageuse.

HISTOIRE.

Cette convalescence n'est presque, dans les premiers temps, qu'une maladie moins considérable que celle que les malades viennent d'essuyer.

125. La foiblesse est extrême, & le malade peut à peine quitter le lit.

126. Le pouls toujours foible, devient très-fréquent au plus léger mouvement que font les malades. La digestion de l'aliment le plus léger, lui donne de la fréquence.

127. Les malades paroissent imbécilles. Leur mémoire est presque nulle, & souvent ils ne la reprennent qu'après un temps très-long.

128. La bouffisure des jambes s'étend souvent à tout le corps, & même

TRAITEMENT.

La putridité a été portée à un si haut point, que la masse totale des humeurs doit, pour ainsi dire, se régénérer, & que la dépuration, même au moment où la convalescence commence, est très-imparfaite, & se continue long-temps encore. C'est de-là que dépendent les accidens qui l'accompagnent.

LXIII. L'extrême foiblesse & la mobilité excessive du pouls, empêchent de mettre les malades, dans les premiers jours, au régime *Hh*, & il faut les tenir à celui qui est décrit sous la lettre *Y*, jusqu'à ce que le pouls (126) ne varie plus.

On leur donnera, de temps à autre, quelques cuillerées de vin rouge,

HISTOIRE.

au visage.

129. Le ventre est quelquefois très-resserré, & quelquefois les selles sont absolument claires & même fréquentes.

130. Les urines tantôt coulent avec abondance & sont limpides comme de l'eau ; tantôt très-peu abondantes, orangées, louches, & déposent un sédiment briqueté.

131. Les ulceres produits par les vésicatoires suppurent pendant long-temps, & ne se cicatrisent qu'après un mois & même plus. Il en est de même de ceux qui ont été produits par l'ouverture des parotides & des bubons.

132. Il se fait des dépôts sur différentes parties.

133. Quelquefois la fievre se ranime & devient tierce ou double tierce, & même continue.

TRAITEMENT.

dans lequel on aura mis du sucre.

LXIV. Tous les matins à jeun, à midi, & le soir sur les cinq heures, on leur fera prendre une grande verrée de l'apozême *N n*.

LXV. Il faudra revenir, de temps à autre, à quelques purgatifs, mais les différer jusqu'à ce que les forces permettent d'y avoir recours, & s'en tenir à de simples lavemens, sur-tout si le ventre est resserré.

LXVI. La trop grande liberté du ventre, si elle a lieu, engagera à faire prendre tous les jours, avant la verrée d'apozême du matin, un bol *S*, & au moment où les purgatifs seront convenables, on emploiera la potion purgative *O o*; quelquefois si le dévoiement étoit considérable, on donneroit comme vomitif quinze grains d'ipécacuana en poudre.

LXVII. Les frictions

dont il eſt parlé (n°. LXII.) ſeront employées contre la bouffiſſure univerſelle (128), & on y aſſociera la poudre *Pp*, que l'on fera prendre avant chaque verrée d'apozêmes *Nn*.

LXVIII. On panſera les ulceres des jambes avec un mêlange de ſtirax & de digeſtif; & quand on verra que les chairs ſeront ranimées, on ſubſtituera à ces onguents l'emplâtre de Nuremberg, qui terminera la cure.

LXIX. Quant aux dépôts (132), il eſt important que la matiere dont ils ſont formés, ſoit détruite par la ſuppuration, & pour hâter cette terminaiſon, on appliquera ſur les tumeurs les cataplaſmes *Qq*, & dès que la ſuppuration ſera faite, on ouvrira les abcès s'ils ſont ſimplement dans le tiſſu cellulaire; mais ſi le dépôt s'eſt fait ſur une glande, on attendra que le pus ſe faſſe jour de lui-même. Dans l'un & l'autre cas, on laiſſera à la nature le ſoin de la cure, & l'on ne panſera la plaie qu'avec l'onguent de la mere.

LXX. La méthode à ſuivre contre les retours de fievre eſt, dès qu'elle paroît, de remettre les malades au régime *Y*, de laiſſer filer quelques accès, s'ils ne ſont accompagnés d'aucun accident qui menace la tête ou la poitrine, ou le ventre. Mais, dans le cas où les accès & les redoublemens paſſeroient le quatrieme, ou ſeroient accompagnés de ſymptomes qui donneroient lieu de craindre l'engorgement de quelques viſceres, on travailleroit à en attaquer la cauſe par un ou deux purgatifs *F*, ou même par un vomitif *A*, ſi l'état de la langue ou un flux de ventre mettoit dans le cas de regarder le vice des premieres voies comme cause de cette fievre, & on leur associeroit, dans les jours libres ou dans les rémissions, l'usage des apozêmes *Nn*.

On s'en tiendroit à ces seuls apozêmes, si la fievre ne paroissoit entretenue que par une dépuration imparfaite de la masse humorale ; & en général, on se conduiroit dans ces fievres secondaires de la maniere décrite (XXXI).

FORMULES.

Vomitif A.

PRENEZ Tartre stibié, trois, quatre ou six grains, suivant qu'il est plus ou moins fort.

Dissolvez-le dans deux petites verrées d'eau.

On en donne d'abord une verrée, & si elle ne fait pas assez, on fait prendre, une heure après, la moitié de la seconde verrée, & le reste demi-heure après cette moitié, au cas que le vomissement n'ait pas été suffisant.

Dès que le malade a commencé à vomir, non auparavant, on lui fait prendre de grandes verrées d'eau tiede.

Régime B.

On interdira toute nourriture solide au malade, & on lui fera prendre, de quatre en quatre heures, un bouillon préparé de la maniere suivante :

Prenez quatre onces de mie de Pain blanc ;
Deux poignées de Laitue ou de Chicorée blanche,
Deux poignées d'Oſeille;

Faites-les bouillir pendant une heure dans trois à quatre livres d'eau de riviere, ou de fontaine, ou de cîterne (*a*) ; ſur la fin, ajoutez,
Une poignée de Cerfeuil,
Deux onces de Beurre frais,
Deux gros de Sel marin ou Sel commun;

Paſſez le tout à travers un linge, & exprimez fortement. Chaque bouillon ſera de huit onces.

On pourra ſubſtituer à ces bouillons une Crême d'orge ou de ris, préparée de la maniere ſuivante :

Prenez deux onces d'Orge paſſée à la meule,
Ou pareille quantité de Riz mondé ;

Faites-les bouillir dans trois livres d'eau réduites à deux. Sur la fin de l'ébullition, mettez,
Deux onces de Beurre bien frais,
Deux gros de Sel marin ou Sel commun, ou une once de Sucre blanc.

Entre chacun de ces bouillons, on donnera aux malades ſix onces de petit-lait clarifié avec des blancs d'œuf.

Et les tiſanes ou autres boiſſons, ſeront placées dans l'intervalle de demi-heure en demi-heure, autant que cela ſera poſſible.

Le reſte du régime conſiſtera à tenir les mala-

(*a*) Toutes les fois que dans ces formules il ſera queſtion d'eau ; il faut ſe tenir pour dit, que je parle d'une de ces eſpeces d'eau. Cependant ſi j'exclus celle des puits, c'eſt que je ſuppoſe qu'on peut s'en procurer d'autre ; & dans le cas oppoſé, on pourra employer celle-ci, & même la ſubſtituer indifféremment aux autres, ſi les puits qui la fourniſſent en donnent de bonne.

des dans des chambres bien aérées, & dont on renouvellera l'air de temps en temps.

A les obliger de garder le lit, dans lequel ils seront bien couverts, sans cependant être trop surchargés de couvertures. A les changer souvent de linges, en leur en mettant toujours qui soient récemment blanchis & bien secs.

On aura soin que les rideaux du lit soient ouverts, & seulement fermés du côté d'où vient le grand jour.

Tisane C.

Prenez Chiendent, deux onces;

Coupez-le en morceaux, & faites-le bouillir dans trois à quatre livres d'eau pendant environ une heure. Sur la fin de l'ébullition, mettez

Régliffe effilée, un gros.

Bol D.

Prenez Thériaque, demi-gros;

Faites-en un bol, en ajoutant, s'il est nécessaire, un peu de Poudre de Vipere.

Infusion E.

Prenez une pincée de Thé; versez dessus une livre & demie d'eau bouillante; laissez infuser pendant demi-heure, & ajoutez-y un peu de sucre.

On peut substituer, au Thé, les Vulnéraires de Suisse, à la dose d'une forte pincée, ou les Fleurs de Sureau, à la dose de deux pincées.

Purgatif F.

Prenez Séné mondé, trois gros,

Sel végétal, un gros;

Faites infuser dans quatre onces d'eau bouillante pendant une heure. Paſſez l'infuſion à travers un linge, en exprimant fortement. Au coulé, faites fondre,

Manne, deux onces,

& délayez à froid.

Jalap en poudre, huit grains;

On pourra ſubſtituer à la Manne & au Jalap,

Diaprun ſolutif, demi-once,

que l'on délayera à froid.

On pourra également donner à la place de ce purgatif composé,

Demi-gros de la Poudre purgative universelle, envoyée par Sa Majeſté pour les Pauvres.

Remarque eſſentielle.

Une remarque importante à faire, eſt que le purgatif dont on donne ici la formule, eſt pour un adulte d'une force ordinaire, mais qu'on doit augmenter les doſes pour les malades d'un tempérament qui les rend difficiles à être purgés, & les diminuer proportionnellement à l'âge & à la force.

L'infuſion de deux gros de Séné,

De demi-gros de Sel végétal,

dans laquelle on aura fait fondre

Manne, une once & demie,

Ou dans laquelle on aura délayé

Deux gros de Diaprun,

Suffit pour un enfant de huit à dix ans.

Dix-huit à vingt grains de la Poudre purgative, ſuffiront auſſi pour un ſujet de même âge, & l'on proportionnera les doſes dans le même rapport pour des enfans plus jeunes ou plus âgés, & pour des malades plus ou moins foibles.

On aura également égard à la force & à l'âge pour les doſes de Tartre ſtibié, à donner dans l'intention d'exciter le vomiſſement, ainſi que pour celles de tous les remedes indiqués.

Vomitif G.

Prenez Ipécacuana en poudre, 45 grains.

Partagez cette doſe en trois priſes égales, & diſtribuez-les d'heure en heure, ſuivant l'effet. Ordinairement deux priſes ſuffiſent, & il eſt rare que l'on ſoit obligé de recourir à la troiſieme.

Tiſane H.

Prenez de la Tiſane *C*, & ſur chaque livre faites diſſoudre Nitre purifié, demi-gros.

Bain des pieds I.

L'eau du bain ſera tiede ; le vaſe dont on ſe ſervira, doit être aſſez profond pour que les jambes y ſoient plongées juſqu'à la moitié.

Le malade reſtera dans ce bain au moins une heure à chaque fois.

Tiſane L.

Prenez Tamarins, deux onces.
Moëlle de Caſſe, une once.

Faites-les bouillir dans environ trois livres d'eau réduites à deux.

Lavement M.

Prenez mauves, deux poignées ;
Fleurs de camomille, une poignée ;

Faites-les infuſer dans aſſez d'eau pour un lavement ;

vement ; au coulé faites dissoudre,

Cristal minéral, deux gros.

Ajoutez Huile d'Olives, ou de Noix, ou de Lin, ou d'Œillets, une once.

Vin émétique N.

Prenez une once de Verre d'Antimoine.

Réduisez-le en poudre fine, dans un mortier qui ne soit ni de cuivre, ni d'aucun métal dans lequel entre celui-là. Mettez-le dans une bouteille ou matras ; versez dessus une livre & demie de Vin muscat, ou de Vin d'Espagne ; bouchez bien la bouteille ; laissez infuser à froid pendant dix à douze jours, en remuant de temps en temps. Laissez reposer la liqueur pendant un jour ou deux. Alors décantez-la & filtrez-la à travers le papier sans colle, & conservez-la dans un endroit frais. La dose de ce vin, comme vomitif, est d'une once pour un adulte de force moyenne ; on la porte à une once & demie, & même à deux, pour un malade de tempérament robuste, & on la réduit à six gros, même à demi-once & au dessous, pour ceux que l'âge, ou les circonstances, ou la nature, ont rendu foibles.

Comme ce remede exige une préparation longue, l'on peut, si l'on n'en a pas sous la main, le remplacer en faisant fondre une dose proportionnelle de tartre stibié dans une once de vin muscat ou d'un vin blanc doux.

Décoction O.

Prenez Racines de Guimauve, deux gros.

Coupez-les en tranches minces ; faites-les bouillir

légérement dans vingt onces d'eau. Au coulé, faites dissoudre.

Sucre blanc, une once.

Bols P.

Prenez Camphre, six grains;

Dissolvez-le en le broyant avec un peu de jaune d'œuf. Ajoutez-y,

Kermès minéral, réduit en poudre impalpable, un grain.

Un peu de Conserve de Roses, & s'il est nécessaire, quelques grains de poudre de Réglisse.

Il est très-important de préparer chacun de ces bols séparément.

Eau antiseptique Q.

Prenez de l'Eau de riviere ou de fontaine, ou de cîterne, ou de bons puits; versez dans cette eau de l'Esprit sulfureux volatil, jusqu'à ce qu'elle ait acquis un léger degré d'acidité.

Vin de kina-kina R.

Prenez kina-kina en poudre, une once;

Mettez-le dans une bouteille, & versez dessus,

Vin rouge vieux, deux livres;

Laissez infuser à froid dans une chambre chaude pendant vingt-quatre heures, ayant l'attention de remuer de temps en temps la bouteille. Décantez la liqueur, après l'avoir laissé reposer une heure, & conservez-là dans un vase bien bouché.

Bol S.

Prenez Camphre, huit grains.

Diſſolvez-le avec un peu de jaune d'œuf; ajoutez.
Thériaque, vingt-quatre grains.

Potion S.

Prenez Eſprit de mindererus, deux gros;
Sirop d'œillets, demi-once;
Eau roſe, trois onces.

Vous aurez la potion indiquée; mais comme on pourroit ne pas avoir ou ne pas connoître l'eſprit de mindererus, voici comment il faut le préparer:

Prenez ſel alkali volatil ou concret, ou ſous forme liquide, telle quantité que l'on voudra.

Verſez deſſus du Vinaigre diſtillé, juſqu'à ce qu'il ne ſe faſſe plus d'effervefcence, & gardez ce mélange pour l'uſage.

Potion T.

Prenez Roſes de Provins, deux pincées.

Faites-les infuſer dans quatre onces d'eau bouillante pendant une heure. Paſſez l'infuſion à travers un linge, en exprimant fortement.

Ayez d'autre part Camphre, vingt-quatre grains; Diſſolvez-le à l'aide d'un jaune d'œuf; verſez deſſus l'infuſion de Roſes; ajoutez,
Sirop d'œillets, une once & demie;
Liqueur minérale anodine d'Hoffman, quarante-huit gouttes.

Gargariſme U.

Prenez Orge entiere, deux onces; faites-la bouillir dans deux livres & demie d'eau; quand elle eſt cuite, paſſez à travers un linge ſans expreſſion. Au coulé, délayez,

Miel rosat, trois onces;
Vinaigre, trois onces.

Mélange V.

Prenez Eau commune, une once;
Vinaigre, dans lequel on aura fait dissoudre du plomb, demi-gros.

Mêlange W.

Prenez Beurre bien frais, une once;
Lavez-le dans plusieurs eaux, & incorporez-y
Sucre en poudre, deux gros.

Emplâtre vésicatoire X.

Prenez Levain de Seigle ou de Froment, deux onces.

Détrempez-le avec un peu de Vinaigre, s'il est sec; incorporez-y,

Mouches cantharides en poudre grossiere, un gros.

Saupoudrez-le de pareille quantité de poudre de Cantharides.

Si la foiblesse du malade est considérable, on frottera avec une brosse ou un linge un peu dur, la partie où l'on veut appliquer l'emplâtre avant de le mettre en place; & dans le cas d'une foiblesse extrême, on fera bien d'y mettre auparavant une Ventouse un peu large, si l'état de la partie le permet.

Régime Y.

On suivra, pour ce régime, les mêmes regles relatives au changement de linge & au lit des malades; mais aux bouillons désignés sous la lettre *E*, on ajoutera des bouillons à la viande faits à la maniere ordinaire, des laits de poule ou bouillons à la capucine, qui consistent en un jaune d'œuf frais, délayé dans de l'eau, à laquelle on ajoute un peu de sucre.

On délaie aussi un jaune d'œuf dans les bouillons aux herbes, & à proportion que la maladie approche de la convalescence, on épaissit les bouillons gras avec une ou deux cuillerées de riz.

Apozêmes Z.

Prenez Bourrache } de chaque espece,
Bécabunga } deux poignées.

Racines de Raifort sauvage, une once.

Hachez les herbes; coupez les racines en tranches minces. Faites bouillir légérement dans deux livres & demie d'eau, & passez la décoction à travers un linge, avec une expression modérée; au coulé, délayez

Sirop des cinq racines apéritives, trois onces.

Sel de glauber, trois gros.

Apozêmes &.

Prenez Racines de Chicorée sauvage, } de chaque espece,
De Persil, } une once.

De grande Chelidoine, . . . six gros.

Coupez-les en morceaux, après les avoir lavées, & faites-les bouillir dans trois livres d'eau; sur la fin de l'ébullition, mettez,

Séné mondé, demi-once;

Miel, deux onces.

Au coulé, faites fondre,

Sel ammoniac, deux gros.

Gargarifme A a.

Prenez Kina-kina concaffé une once ;

Serpentaire de Virginie, deux gros ;

Faites-les bouillir légérement dans deux livres d'eau. Au coulé, délayez,

Miel rofat, deux onces ;

Ajoutez Efprit fulfureux volatil, un gros.

Onguent B b.

Prenez Onguent de ftyrax, deux onces ;

Incorporez-y Kina-kina en poudre, demi-once. On pourra, au lieu d'incorporer le kina-kina dans l'onguent, fe contenter d'en faupoudrer l'emplâtre ou les ulceres.

Cataplafme C c.

Prenez Oignons de lys, une douzaine.

Ofeille ronde, deux à trois poignées ;

Faites-les cuire d'une maniere à les réduire en pâte ; incorporez-y fur chaque demi-livre,

Onguent fuppuratif, une once ;

Vieux Oing, une once,

Mouches cantharides en poudre, un gros.

Eau D d.

Prenez Orge entiere, deux onces.

Faites-la bouillir dans quatre livres d'eau, & au coulé mettez un peu de fucre, fuivant le goût des malades ;

Ou

Prenez Rouelle de veau, demi-livre ;

Laitue, deux poignées.

Faites bouillir dans quatre livres d'eau à réduction de trois livres.

On peut ſubſtituer au veau, un poulet maigre écorché.

Topiques E e.

Prenez Mauves, } de chaque eſpece
Bouillon blanc, } parties égales.

Faites-les bouillir dans du lait; & du marc, formez un cataplaſme à appliquer ſur le point. On peut ſubſtituer à ces plantes la Morelle.

Autre topique.

Mettez dans une veſſie de cochon ou de veau, demi-livre de lait ou d'eau, d'une chaleur modérée, & appliquez la veſſie ſur le point.

Il faut, pour que cette veſſie ſoit maniable, avoir attention d'en expulſer l'air, en la ſerrant avec la main à l'endroit où finit le liquide, & continuant de la preſſer en avançant la main juſqu'au goulot, que l'on fermera avec un ruban de fil.

Régime F f.

Ce régime ne différera de celui qui eſt décrit ſous la lettre *Y*, qu'en ce que l'on donnera plus ſouvent quelques cuillerées de riz dans le bouillon, qu'on diſtribuera auſſi de temps à autre quelques cuillerées de vin, ſi les malades en deſirent.

Sucs d'herbes G g.

Prenez Bourrache, } de chaque eſpece
Laitue, } parties égales.
Creſſon, }

Broyez-les dans un mortier de pierre, & tirez-en le ſuc par une forte expreſſion.

Laiſſez dépoſer ce ſuc, & tirez-le au clair pour l'uſage indiqué.

Régime H h.

Ce régime-ci consistera à obliger les malades à se lever deux ou trois fois chaque jour, & à les engager à faire quelques pas dans leur chambre.

A prendre, de trois en trois heures, un peu de nourriture solide, telle qu'un œuf frais avec une ou deux mouillettes, un léger potage de riz un peu clair, & préparé au bouillon ou au beurre frais & même au lait; une once ou deux d'un pain bien levé & bien cuit, avec un peu de confitures ou quelques pruneaux, ou un peu de vin & d'eau.

A mesure que la convalescence avancera, on permettra, une fois par jour, un peu de viande blanche bouillie ou rôtie.

Quelquefois, dans la convalescence de la maladie nerveuse, les malades desirent le lait froid, & on peut le leur permettre lorsque la langue est devenue naturelle, sur-tout s'il y a apparence que les apthes s'étant étendues dans l'œsophage, ce canal soit devenu extrêmement sensible par l'exfoliation de sa membrane interne, ce qui a quelquefois lieu dans cette maladie, sur-tout lorsqu'elle s'est terminée de la maniere décrite dans le §. 2. pag. 24.

Apozêmes I i.

Prenez Bourrache, deux poignées,
Scolopendre, une poignée,
Miel, une once & demie;

Faites bouillir légérement dans deux livres & demie d'eau. Passez à travers un linge, en exprimant modérément, & au coulé faites dissoudre,
Nitre purifié, deux gros.

Tisane

Tisane K k.

Prenez Rapure de Cornes de Cerf, demi-once,
Capillaires, demi-poignée,
Miel, une once & demie;
Faites bouillir légérement dans trois livres & demie d'Eau, passez à travers un linge, en exprimant modérément le marc.

Bol L l.

Ce bol consistera en
Pilules cynoglosse, cinq grains,
Ou
Laudanum, un grain.

On pourra leur substituer une Potion faite avec une petite verrée de la Tisane *K k*, à laquelle on ajoutera Sirop de Diacode, demi-once.

Ou bien la décoction d'une Tête de pavot d'une médiocre grosseur.

Tisane M m.

Prenez Racines d'Oseille, deux onces,
D'Asperges, une once;
Faites bouillir dans cinq livres d'Eau. Sur la fin de l'ébullition, mettez
Fleurs d'Orties blanches, une forte poignée,
Réglisse effilée, un gros.
Passez à travers un linge sans expression; & au coulé faites dissoudre
Tartre vitriolé, deux gros.

Apozême N n.

Prenez Kina-kina concassé, deux onces;

Sené mondé, demi-once,
Miel, deux onces,
Vinaigre, quatre onces;

Faites-les bouillir légérement dans deux livres & demie d'eau, & au coulé faites dissoudre,

Sel végétal, demi-once.

Purgatif O o.

Prenez Rubarbe concassée, un gros;

Coupez-la en tranches minces, ou concassez-la, & faites-la bouillir dans trois onces & demie d'Eau bouillante. Au coulé faites fondre,

Manne, une once.

Délayez à froid.

Catholicon fin, trois gros.

Poudre P p.

Prenez Scille en poudre, six grains;
Nitre purifié, douze grains.

Pour une prise; & l'on préparera séparément chacune de celles qui doivent être distribuées.

Cataplasme Q q.

Prenez Mie de Pain blanc, demi-livre,
Pâte de seigle & de miel, égale quantité;

Faites-les bouillir dans de l'Eau; & sur la fin de la cuisson, mettez

Vieux Oing, deux onces.

SECTION QUATRIEME.

Moyens capables de préſerver de la contagion.

LES molécules putrides qui s'échappent du corps des malades, ſoit par la tranſpiration de la ſurface du corps ou de celle des poumons, de la gorge & de la bouche, ſoit par la ſalivation, les ſelles & les urines, ſont la cauſe de cette contagion, & elles peuvent être tranſmiſes aux corps ſains, ou par l'attouchement immédiat des matieres de ces excrétions, ou par celui de l'air qui les porte dans la bouche, dans l'eſtomac & dans les poumons.

Comme les mains ſeules ſont expoſées à l'attouchement immédiat des matieres putrides, que leurs pores, ordinairement très-peu ouverts, ne peuvent que difficilement les admettre & les introduire dans la maſſe humorale, & que, pour produire cet effet, il faut que les mains en impregnent les alimens qui les dépoſeront dans l'eſtomac; la ſeule précaution à prendre à cet égard, eſt de laver ſouvent & exactement ſes mains, ſur-tout avant de prendre ſes repas.

La contagion la plus redoutable, eſt celle dont l'air eſt le véhicule. Nous le reſpirons involontairement & néceſſairement; mais en paſſant par la bouche & le nez, il dépoſe la plus grande partie des corpuſcules putrides dont il eſt chargé, ſur la membrane qui tapiſſe les lieux de ſon paſſage; & c'eſt par l'entremiſe de la ſalive & des liqueurs qui ſe répandent ſur cette membrane ; que les corpuſcules putrides ſont portés dans l'eſtomac, & introduits dans la maſſe humorale.

Pour ſe garantir de leurs effets, il faut donc :

Premiérement, ne pas s'expoſer directement au courant d'air qui ſort de la bouche des malades dans l'action de la reſpiration, & l'on peut ſans crainte les approcher de très-près, pourvu qu'on ſe place de façon que l'on ne ſoit pas forcé à reſpirer leur haleine.

Secondement, ne point avaler ſa ſalive, tant que l'on eſt près des malades, & avoir l'attention de la rejeter.

Troiſiémement, ne point manger dans la chambre des malades.

Il faut encore, pour prévenir les effets de l'infection de l'air, favoriſer le renouvellement de celui des chambres, par des courans que l'on établira, en ouvrant, de temps à autre, les portes & les fenêtres.

Purifier l'air, ſoit en plaçant dans les chambres, des plantes fraîches, ſoit en y faiſant brûler, de trois en trois heures, plus ou moins de nitre qu'on jetera par pincées ſur des charbons ardens, mais en ſi petite quantité à chaque fois, qu'on ne puiſſe pas mettre le feu par une détonation trop conſidérable.

Un autre moyen de purifier l'air, ſeroit d'y volatiliſer l'acide marin. La méthode imaginée & employée avec ſuccès par M. de Morveau (*a*),

(*a*) Voy. le Journal de Phyſique de M. l'Abbé Rozier, pour les mois de Juin 1773, & de Janvier 1774.

produira toujours cet effet ; elle confiſte à verſer de l'acide vitriolique ſur du ſel marin qu'on a mis dans une capſule de verre ou de terre verniſſée, placée ſur un réchaux plein de feu. Mais l'acide marin répandu dans l'air, ſeroit dangereux à reſpirer dans le premier moment ; & le moyen que j'indique ici, ne peut être employé que dans le cas où l'on auroit la facilité de changer les malades de chambre, pendant l'opération, ou après leur mort, pour purifier l'air des endroits qu'ils ont habités.

Une obſervation bien déciſive, prouve l'efficacité de ce moyen ; & pour inſpirer la confiance qu'il mérite, je crois devoir la rapporter ici.

Une fievre maligne avoit, en peu de temps, fait périr dans les priſons de la Conciergerie de cette Ville, vingt-deux priſonniers ; les cachots étoient d'une infection contagieuſe. M. de Morveau les purifia par la méthode que je viens de décrire ; l'infection diſparut, & la fievre dont elle avoit favoriſé la propagation, ceſſa entiérement.

EXTRAIT des Regiſtres de l'Académie Royale des Sciences.

Du 15 Février 1775.

LES Maladies épidémiques, qui dévaſtent tous les Pays où elles ont accès, produiſent leur effet d'une maniere plus meurtriere dans les Campagnes, où l'on trouve moins de ſecours pour les guérir. M. Maret ſe propoſe, dans ſon Mémoire, de diriger les ſoins de ceux qui, par état ou par zele, s'occupent de la cure de ces maladies, & principalement des Fievres putrides qui sont les plus communes.

Il distingue ces Fievres, en Fievres pétéchiales nerveuses, qui sont accompagnées d'éruptions à la peau, & en Fievres catharrales, dans lesquelles il n'y a pas d'éruption. Pour procéder avec ordre dans l'exposition de ces Maladies, l'Auteur a partagé son Ouvrage en deux colonnes correspondantes. Dans l'une, il décrit successivement tous les symptomes ; dans l'autre, il indique les remedes propres à chaque circonstance. Les quatre périodes que parcourt la Maladie, y sont bien distinguées, traitées avec le plus grand détail, & en même temps avec la simplicité qui convient pour l'objet proposé. Il joint à cette exposition une suite de formules des remedes qui doivent être employés dans le cours de la Maladie ; & l'Ouvrage est terminé par quelques précautions que l'Auteur indique aux personnes qui soignent ou approchent les malades, pour les mettre à l'abri de la contagion.

Cette exposition, qui annonce un Observateur éclairé, un bon Praticien, nous a paru propre à remplir son objet, à arrêter les progrès des épidémies dans les Campagnes; & nous croyons que, sous ce point de vue, l'Ouvrage mérite l'approbation de l'Académie, & d'être imprimé sous son privilege. *Signé*, DELASSONE & DEJUSSIEU P.

JE certifie l'Extrait ci-dessus conforme à son original & au jugement de l'Académie. A Paris, ce 9 Septembre 1775. *Signé*, GRANDJEAN DE FOUCHY, Sec. perpét. de l'Acad. R. des Sciences.

BIBLIOTHEQUE ROYALE

APPROBATION.

J'AI lu par ordre de Monseigneur le Garde des Sceaux, un Manuscrit intitulé, *Mémoire pour servir au traitement d'une Maladie épidémique* ; je n'y ai rien trouvé qui puisse en empêcher l'impression. A Paris, le 27 Septembre 1775.

Signé, RAULIN.

www.ingramcontent.com/pod-product-compliance
Ingram Content Group UK Ltd.
Pitfield, Milton Keynes, MK11 3LW, UK
UKHW021003180726
13838UKWH00003B/1435